RECHERCHES

SUR LA

HERNIE DE L'OVAIRE.

RECHERCHES

SUR LA

HERNIE DE L'OVAIRE,

Par L. C. DENEUX,

Docteur en Médecine de l'École de Paris, Maître en Chirurgie, ancien Professeur d'Anatomie et de Physiologie, Membre correspondant de l'Académie et de la Société de Médecine d'Amiens, de celle du département de l'Eure, etc.

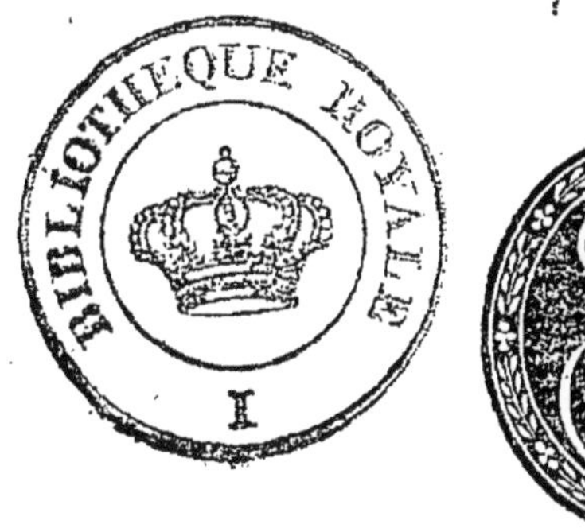

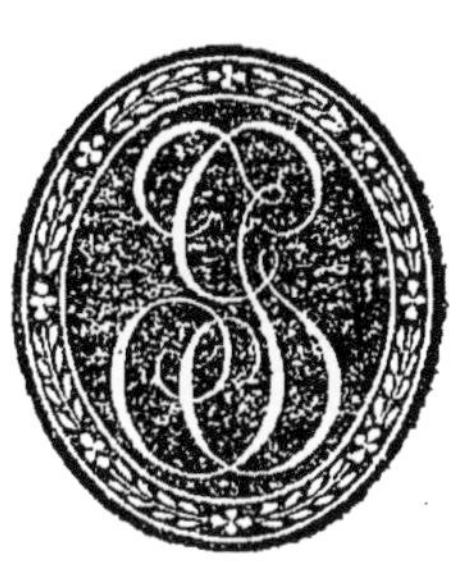

A PARIS,

Chez GABON, Libraire, place de l'École de Médecine ;
n° 2.

1813.

A

LA MÉMOIRE

DE

C. A. DENEUX,

MON PÈRE,

ET DE

M. M. BAUDELOCQUE,

MA MÈRE.

L. C. DENEUX.

RECHERCHES

SUR

LA HERNIE DE L'OVAIRE.

LA hernie de l'ovaire est une de ces maladies rares, dont l'histoire doit être recueillie avec d'autant plus de soin que nous avons à peine quelques notions des signes qui la caractérisent, et que les observateurs paraissent ne l'avoir reconnue que quand l'organe, formant en partie ou en totalité la tumeur herniaire, a été mis à découvert.

Néanmoins, si on consulte les annales de l'art, on remarque qu'elles renferment un assez grand nombre de faits qui s'y rapportent, et que le premier est dû à Soranus d'Éphèse. Mais, soit que les médecins qui l'ont suivi n'aient pas rencontré dans leur pratique cette hernie, ou que ceux qui l'ont vue aient négligé de nous en dire quelque chose dans leurs écrits, on n'en découvre un nouvel exemple qu'environ quinze siècles après.

Bessière, célèbre chirurgien de Paris, trouva

bien, vers le milieu du dix-septième siècle, la partie frangée de la trompe et les intestins dans une hernie inguinale (1). Mais il s'écoula encore près de quatre-vingts ans avant que l'on fît connaître de nouveau la sortie de l'ovaire; et Verdier, que l'immortel J.-L. Petit associa à ses travaux anatomiques, est le premier qui, après le médecin d'Éphèse, a parlé de la hernie de cet organe.

Haller en publia un autre exemple en 1755 (2). Mais les chirurgiens ne crurent pas encore devoir admettre cette espèce de hernie, et ils ne lui assignèrent une place dans le cadre nosologique de ces sortes de tumeurs, qu'après la publication d'un fait observé et décrit en 1756 ou 1757, par Percival Pott.

Camper montra, en 1759, dans l'amphithéâtre d'Amsterdam, l'ovaire gauche sorti de l'abdomen par l'échancrure ischiatique, et, selon le savant traducteur de Richter, M. Rougemont, ce célèbre Hollandais eut encore occasion, en 1765, de voir cet organe dans une tumeur inguinale.

---

(1) HALLER, *Disputat. chir. Select.*, t. III, p. 41. — *Dissert. med. chir. de Intestinorum Compressione, auct.* F. H. Lavater. Basileæ, 1672, in-4°.

(2) *Disputat. chirurg. Select.*, t. III, p. 313.

(9)

Balin dit que, vers le même temps, en faisant l'ouverture d'une femme morte à la Salpêtrière , on vit engagé dans l'anneau un des ovaires qui offrait des vestiges d'un germe fécondé (1).

Plusieurs années après, Desault trouva sur une femme destinée aux préparations anatomiques, l'ovaire gauche, la trompe du même côté, et la matrice renfermés dans un seul sac herniaire.

Le professeur Lallement fit une semblable observation à la Salpêtrière en 1799. Enfin, Lassus cite trois exemples de la hernie de l'ovaire par l'anneau inguinal , et Denman, célèbre accoucheur anglais, assure qu'il a vu cet organe plus volumineux que de coutume, plongé dans l'excavation du bassin où il s'était créé une espèce de loge, former une tumeur dans le vagin, et déterminer une rétention d'urine dont la cause ne fut reconnue qu'après la mort, quoique les urines eussent coulé librement pendant deux grossesses.

Par l'exposé ci-dessus, on voit que les chirurgiens français, qui ont tant contribué à perfectionner la Médecine opératoire, sont encore

____

(1) L'Art de guérir les Hernies, in-12. Paris, 1768.

ceux à qui nous devons le plus grand nombre des observations connues sur la hernie de l'ovaire. Néanmoins, malgré ces faits très-curieux, dont nous n'avons pas eu l'intention de fixer rigoureusement l'ordre chronologique, personne ne s'est encore occupé de rassembler, pour en former un corps de doctrine, tout ce qui est relatif au sujet que nous traitons; d'où vient, sans doute, que les hommes de l'art, même les plus expérimentés, ont méconnu jusqu'ici le vrai caractère des tumeurs formées par cet organe. Ayant eu occasion d'observer les accidens qui peuvent en être la suite, nous essayons de remplir cette espèce de vide qu'on trouve dans tous les ouvrages de Chirurgie. Mais avant de tracer les caractères physiques et pathologiques de cette hernie, nous en indiquerons d'abord les variétés d'après les endroits des parois abdominales où elle se manifeste; et dans la même section, nous parlerons aussi des viscères qui, avec l'ovaire, contribuent quelquefois à la former. Dans la deuxième, nous ferons connaître les méprises auxquelles elle a donné lieu, et celle-ci n'est pas la moins curieuse du mémoire. Enfin, la troisième et dernière section sera consacrée à l'exposition des causes, des signes, des accidens et des moyens curatifs de cette maladie.

SECTION PREMIÈRE.

L'ovaire, organe essentiel à la génération, peut, de même que les intestins et l'épiploon, donner lieu à des hernies inguinale, crurale, ischiatique, ombilicale, ventrale, et même vaginale ; et, parmi ces différentes hernies, il en est plusieurs qui se rencontrent d'un seul côté ou des deux tout à la fois ; elles sont aussi de naissance ou acquises, et, dans certains cas, la tumeur est formée par l'ovaire seul, tandis que dans d'autres, cet organe est accompagné de la trompe, de la matrice, des intestins ou de l'épiploon. Toutes ces variétés, que nous exposerons dans le cours de cette section, ne sont point un objet de pure curiosité, comme on pourrait le croire ; elles offrent toutes des circonstances particulières qu'il est nécessaire d'examiner, et qui méritent d'autant plus l'attention des personnes de l'art, que sans elles on ne saurait établir le diagnostique de cette espèce de hernie.

§ Ier. *Hernie de l'Ovaire par l'anneau inguinal.*

Plusieurs causes, dont nous parlerons dans la suite, favorisent bien plus la sortie de l'ovaire par l'anneau inguinal que par l'arcade crurale,

ce qui est contraire à ce que l'on remarque ordinairement chez la femme, par rapport aux
autres viscères. Mais une circonstance qui ne
saurait échapper à tout observateur attentif,
c'est que le plus souvent on a rencontré la
hernie de l'ovaire sur de très-jeunes sujets,
ainsi que le démontrent plusieurs faits, et no-
tamment les suivans.

PREMIÈRE OBSERVATION.

Verdier rapporte que Veyret observa, sur le
cadavre d'une jeune fille, un des ovaires arrêté
dans l'anneau, et formant une tumeur au de-
hors (1). Mais si on peut douter de la réalité de
ce fait, parce qu'il est peu détaillé, et que Verdier parle d'après un autre, on ne saurait ob-
jecter les mêmes raisons au suivant, que le
professeur Lassus a consigné dans sa Médecine
opératoire (2).

DEUXIÈME OBSERVATION.

Une femme, dit-il, est accouchée d'un fœtus à terme, qui avait une petite tumeur à l'aine.

-----

(1) Mémoires de l'Académie Royale de Chirurgie,
in-4°., t. ɪɪ, p. 3.
(2) Tome ɪ, p. 211.

J'en fis la dissection, et je vis, ainsi que plusieurs de mes confrères, qu'elle était formée par l'ovaire du côté droit.

Cette observation, qui, comme la précédente, n'offre rien d'intéressant pour le diagnostique, prouve que l'anneau inguinal donne passage à l'ovaire, démontre qu'un pareil accident peut être de naissance, et semble confirmer l'opinion des anatomistes qui pensent que, chez les petites filles, le péritoine suit le ligament rond de la matrice à travers l'anneau des muscles costo-abdominaux, pour former un canal qu'on observe quelquefois au moment de leur naissance, et même dans un âge plus avancé.

Ce prolongement, nommé *canal de Nuck*, quoique Swamerdam lui en eût contesté la découverte, et dont l'usage est encore inconnu, existe si rarement que Blancard en nia l'existence ainsi que Haller ; mais ce grand homme l'a admis par la suite d'après les observations de Camper, lesquelles font voir qu'il est ordinairement oblitéré à la naissance. Pour vérifier la découverte de Nuck, cet anatomiste fit des recherches sur trente-quatre filles nouvellement nées, qu'il examina avec toute l'attention dont il était susceptible. Vingt-six ne lui offrirent aucune trace de ce conduit membraneux ; mais il le vit ouvert et très-prononcé sur quatre, et il le trouva encore apparent dans les quatre autres. Enfin le même auteur assure qu'il en a rencontré plus d'une fois des vestiges dans des femmes mortes en couches. Le célèbre Le Cat, Paletta, et, dans ces derniers temps, M. Rougemont, ont eu occasion de l'observer. C'est donc bien à tort que Lassus dit, dans sa Médecine opératoire, que depuis un siècle il n'a été vu par aucun anatomiste, et qu'à cet égard il n'y a rien de certain et d'assuré (1).

Les recherches que nous avons faites pour constater l'existence de ce canal, la situation et le volume des ovaires dans les différens âges, de même que pour en comparer la densité avec celle de l'épiploon et des glandes inguinales, ne ne nous ont fait découvrir aucun vestige de ce conduit; mais elles nous ont démontré que, dans l'enfance, on pouvait le simuler avec la plus grande facilité. Pour y parvenir il suffit d'isoler le ligament rond au-dessous de l'anneau qui lui donne passage, et de le tirer ensuite en bas et un peu en dedans; par ce moyen, on entraîne le péritoine à travers cette ouverture, et on parvient à rendre apparent, non le canal de Nuck, puisqu'il est oblitéré, mais un autre con-

---

(1) Tom. 1, p. 211.

(15)

duit qui lui est en tout semblable, et auquel on
peut donner cinq, six, sept, et même huit lignes
de longueur, sans craindre de déchirer le péritoine. Ce canal ainsi établi, nous avons pu y
faire pénétrer un ovaire qui, étant recouvert
par la peau, nous a fourni tous les caractères
physiques d'une vraie hernie de cet organe.

Si la hernie inguinale, qui peut également
exister des deux côtés en même temps, est souvent formée par l'ovaire seul, comme le prou-
vent les faits ci-dessus, il arrive aussi que différens viscères, en sortant de la cavité abdominale par la même voie, rendent cet accident
beaucoup plus grave et très-difficile à reconnaître, surtout lorsque l'épiploon concourt
avec cet organe à former la tumeur herniaire.
Cette dernière complication n'a pas encore été
observée; mais les nombreuses observations
d'épiplocèles par cette ouverture, font présu-
mer qu'elle n'est pas du tout impossible, et
l'exemple qui suit ne laisse aucun doute sur
la présence des intestins dans une hernie de
l'espèce qui nous occupe.

D'après un passage de ce qui nous reste de
Soranus d'Ephèse sur l'anatomie des parties

génitales de la femme, on voit que cet auteur, comme nous l'avons dit, est le premier qui eut occasion d'observer la hernie de l'ovaire. Dans ce cas les intestins descendaient, selon son expression, jusque dans le scrotum, où ils étaient précédés par un ovaire. C'est, dit-il, ce que nous avons vu de nos propres yeux, dans le temps que nous exercions la Chirurgie (1).

La mobilité des intestins grêles, leurs relations constantes avec les anneaux des muscles obliques de l'abdomen, et les viscères renfermés dans l'excavation du bassin, rendent facilement raison de leur issue à travers cette ouverture, et on aurait lieu d'être surpris de ce qu'on ne les a pas rencontrés plus souvent dans les hernies formées par l'ovaire, si on ne connaissait les rapports plus intimes de celui-ci avec la trompe et l'utérus. En effet, adhérent à la trompe par la languette la plus longue du

---

(1) *De Vulvâ et Pudend. mulieb. Nonnulli verò inter quos etiam est Chius, volunt æquales testium appendices qui cremasteres dicuntur, eïs committi, id quod nos propriis oculis intuiti in muliere cui intestina in scrotum descenderant, historiæ mandavimus in quâ, cum chirurgiam exerceremus, testiculus ante cecidit, laxatis videlicet vasis ipsum continentibus et circumdantibus, et cum eo cremaster concidit.*

morceau frangé, et à l'un des angles de la matrice par un ligament qui n'a qu'un pouce de
longueur, l'ovaire, en sortant de la cavité péritonéale, doit nécessairement entraîner avec lui
l'un et l'autre de ces organes, refouler les intestins grêles vers le côté opposé à la hernie,
et, par la disposition qui résulte de leur déplacement, les éloigner ainsi de l'ouverture pré-
disposée à leur donner issue. Pour se con-
vaincre de ce que nous avançons, il suffit de
faire attention à ce qui arrive toutes les fois que
sa sortie précède celle des intestins. Dans ce cas,
le pavillon de la trompe fait partie de la hernie,
ou se trouve appliqué contre la face interne de
l'anneau; et la situation de la matrice est telle
que, déviée vers le côté de la tumeur herniaire,
elle a éprouvé deux mouvemens bien distincts,
savoir : l'un de bascule par lequel son fond
est incliné en avant, et un autre de rotation,
qui tend tout à la fois à en diriger la face postérieure à droite ou à gauche, selon l'ouverture qui livre passage à l'ovaire, et à porter
un de ses angles vers l'anneau inguinal. Cette
disposition, loin de favoriser la sortie du tube
intestinal, nous paraît au contraire bien plus
propre à déterminer celle de la trompe et de
l'organe utérin; car les intestins, en se portant
dans le vide qui s'observe alors à la partie pos-

térieure de la cavité pelvienne et du côté opposé à la déviation de l'utérus, doivent nécessaire-ment, par leur pesanteur, augmenter l'obliquité de cet organe ; on serait même tenté de croire que quand ils occupent le fond de cette cavité, ils peuvent, en le refoulant de bas en haut, le rapprocher de plus en plus de l'anneau inguinal, pousser le pavillon de la trompe dans cette ou-verture, et même, par la suite, le corps de la matrice.

Ce mécanisme nous semble d'autant plus probable, qu'on ne peut concevoir comment une ouverture qui, dans la femme, a au plus un pouce de long sur six lignes de large, pourrait donner passage à un organe (la matrice) qui a deux pouces et demi de longueur, près de deux pouces de largeur, et douze à quinze lignes d'épaisseur, s'il n'était dirigé et conduit de manière à présenter à l'anneau toute autre partie que son diamètre longitudinal ou trans-versal ; et ceci ne nous paraît devoir se rencon-trer que quand l'ovaire et la trompe forment déjà hernie ; alors ce canal, mais plus particu-lièrement le cordon par lequel le premier ad-hère à la matrice, lui sert, pour ainsi dire, de guide ou de gouvernail, entraîne et dirige vers l'anneau l'un des angles de cet organe, c'est-à-dire, la partie qui présente le moins de volume en largeur et en grosseur, et plus de disposition à s'échapper de l'abdomen.

La hernie de l'ovaire, qui amène presque toujours celle de la trompe, est donc, en déterminant l'obliquité antérieure et latérale de la matrice, la principale cause prédisposante de celle de cet organe. Le poids des intestins concourt bien aussi à la favoriser ; mais cette puissance qui, dans certains cas, peut même devenir cause efficiente, comme nous l'avons dit plus haut, n'agit qu'en second lieu, et quand la sortie de l'ovaire a déjà changé les rapports de l'utérus. La manière dont la tumeur s'est manifestée, la position de l'organe utérin dans le sac herniaire, et la présence d'un seul ovaire avec sa trompe dans le fait observé en 1799 par le professeur Lallement, sont autant de circonstances qui viennent à l'appui de notre opinion.

QUATRIÈME OBSERVATION.

Une femme âgée de soixante-onze ans mourut à la Salpêtrière d'une maladie de poitrine ; elle portait une tumeur volumineuse située dans l'aîne droite, longue de quatre à cinq travers de doigt, ayant la forme d'une poire ; sa base, qui était dure, descendait jusqu'à la grande lèvre du même côté, et son sommet, conservant un peu de mollesse, répondait à l'anneau inguinal. Ce fut à l'âge de cinquante ans que la malade, après quelques efforts, s'aperçut pour la première fois d'une grosseur dans l'aîne, d'abord si sensible qu'elle ne pouvait la toucher sans douleurs. Elle s'accrut assez rapidement ; mais sa sensibilité diminua au point qu'elle en était à peine incommodée. Desirant connaître, dit l'auteur, la nature de cette tumeur, dont la forme et la solidité avaient bien plus fixé mon attention que son irréductibilité, j'en fis la dissection ; la peau enlevée, je trouvai l'ovaire du côté droit, la trompe avec la totalité de la matrice dans le sac herniaire, et le gauche accompagné de sa trompe contre l'anneau. Le vagin, entraîné par l'utérus, affectait une légère obliquité, et comprimait contre le pubis la vessie, dont la capacité était moins grande que de coutume. La partie supérieure de ce canal membraneux et le museau de tanche, se trouvaient également dans la hernie. Si du vivant de la malade j'eusse examiné la disposition de ce conduit, elle m'eût sûrement fait reconnaître la disposition de l'organe utérin, et peut-être la nature de la tumeur ; car je pense, dit-il, qu'on peut la regarder comme le signe le plus certain de la hernie inguinale de la matrice (1).

Si les rapports de l'ovaire avec la trompe et l'organe utérin nous paraissent la cause qui s'oppose à ce que les intestins compliquent souvent la hernie qui fait le sujet de ce mémoire, il existe encore bien plus de raisons pour qu'ils ne pénètrent pas dans le sac herniaire quand la trompe et la matrice forment tumeur à l'aîne avec cet organe glanduleux ; en effet, ils doivent, en pareil cas, se porter d'autant plus facilement dans la cavité pelvienne, que le vide qui résulte de l'absence de l'utérus dans cet endroit est plus grand, et que, d'une autre part, l'anneau duquel ils tendent alors à s'éloigner, occupé entièrement par la matrice, viscère gros et peu réductible, leur offre plus de résistance, parce que, déjà distendu au-delà de ce qu'il peut l'être dans nombre d'occasions, il revient sur lui-même, et comprime l'organe qui s'y trouve engagé, de manière à ne permettre l'issue d'aucune autre partie : l'observation suivante ne laisse aucun doute sur cette dernière circonstance.

CINQUIÈME OBSERVATION.

Desault a vu, sur le cadavre d'une femme de cinquante ans, l'ovaire et la trompe du côté

---

(1) Mémoires de la Soc. médic. d'Émul., t. III, p. 323.

gauche, ainsi que la plus grande partie de l'u-
térus, formant hernie à travers l'anneau du
même côté. La matrice, contenue dans un sac
herniaire très-large, plus petite qu'elle n'a coutume de l'être, arrondie, allongée et plus
étroite dans l'endroit comprimé par l'anneau,
n'avait contracté aucune adhérence ; elle était
en outre d'une couleur plus pâle et d'une con-
sistance plus molle ; on apercevait aussi sur son
fond des lambeaux qui paraissaient être des vestiges d'épiploon (1).

§ II. *Hernie de l'Ovaire par l'arcade crurale.*

Les femmes, disent tous les anatomistes,
ont ordinairement l'arcade crurale plus longue
et plus large que les hommes ; elles ont également l'anneau plus petit et plus resserré ; aussi
est-il démontré qu'elles sont plus exposées à la
hernie crurale qu'à l'inguinale. Mais si une pareille disposition permet aux intestins, à l'épiploon et même à la vessie, de s'échapper plus
facilement au-dessous du ligament de Poupart
que par l'ouverture des muscles costo-abdominaux, il n'en est pas de même de l'ovaire, car

----

(1) Traité de Maladies Chirurgicales, par Chopart et
Desault, t. ii, p. 325. Paris, 1779.

il a bien moins souvent concouru à former la première que la seconde ; et quoique les faits que l'art possède ne permettent peut - être pas encore d'établir un rapport très-exact entre ces tumeurs, on voit néanmoins que la crurale a été plus rare, puisqu'on n'en trouve qu'un exemple bien constaté, au lieu qu'il en existe neuf de l'inguinale tellement circonstanciés, qu'on ne peut élever de doute sur leur authenticité. Les rapports de l'une à l'autre seraient donc comme 1 à 9.

Cette différence des hernies de l'ovaire d'avec celles produites par les intestins, l'épiploon, etc., ne viendrait-elle pas de ce qu'elles ont été observées le plus souvent dans l'enfance, où l'on voit cet organe, élevé et situé sur le muscle psoas (pré-lombo-trokantinien), avoir plus de rapports avec l'anneau qu'avec l'arcade crurale, toujours peu développée à cet âge ; ou bien de ce qu'on les a rencontrées chez des femmes âgées, dont l'anneau, dilaté par plusieurs grossesses, n'avait pas repris son état ordinaire ; tandis que le ligament de Poupart, placé à l'endroit le plus déclive des parois de l'abdomen, et moins exposé à être distendu que les autres points de ses enveloppes, a conservé ses dimensions et sa résistance naturelles ? L'exemple rapporté par Pott, et un autre consigné dans la Pathologie chirurgicale du professeur Lassus, semblent contraires à ce que nous avançons; mais si l'on observe que la fille dont parle le chirurgien anglais n'éprouva des accidens que quand elle fut obligée de se livrer à des travaux pénibles ; que cet auteur ne dit rien de la cause qui détermina la sortie de l'ovaire, et depuis quel temps il formait hernie ; si l'on fait de même attention que la jeune fille, sujet de l'observation de Lassus, âgée au plus de seize à dix-huit ans, souffrait depuis long-temps d'une tumeur située dans l'aîne, et dont les causes déterminantes nous sont également inconnues, ne pourrait-on pas croire que ces malades portaient leur hernie depuis l'âge le plus tendre, et que les accidens ne survinrent à l'époque de la puberté, ou peu de temps après, que parce que l'ovaire ayant acquis tout son développement, aura été comprimé par l'anneau, ou froissé dans quelques-uns des mouvemens des membres abdominaux ? Ne serait-il pas encore possible que le canal de Nuck, s'étant conservé long-temps après la naissance dans ces deux sujets, ait favorisé la sortie de l'ovaire par l'anneau inguinal ? On serait d'autant plus porté à le croire, que Le Cat trouva ce conduit du volume d'une plume d'oie, dans une femme âgée de quarante ans. La portion située au-dessous

de l'anneau formait une petite vésicule remplie d'une humeur aqueuse (1).

On trouve, dans le Journal de Chirurgie de
Desault, l'exemple d'une pareille tumeur, et
le fait, quoiqu'étant étranger à la hernie de l'o-
vaire, est si curieux, que nous croyons devoir
le rapporter.

SIXIÈME OBSERVATION.

Louise Lataille, âgée de douze ans, portait
à l'aîne droite, depuis plusieurs années, une
grosseur qui augmentait de jour en jour; néanmoins cet enfant ne se décida à la faire voir que
quand elle eut acquis le volume d'un œuf de
poule. Plusieurs chirurgiens furent consultés
et la prirent pour une hernie, excepté toutefois
le célèbre Desault. Cette tumeur, de forme ovale,
circonscrite, sans changement de couleur à la
peau et sans douleur, était rénitente et assez
mobile; elle s'étendait de l'anneau où elle paraissait engagée, jusque dans la grande lèvre du
même côté, et quand la malade toussait ou
faisait quelques efforts, elle semblait descendre
et augmenter de volume. Pendant les tentatives
de réduction, Desault crut s'apercevoir qu'elle

---

(1) Transactions philosophiques, volume XLVII.

cédait un peu et diminuait de grosseur; il ne put cependant la réduire; mais ayant découvert de la fluctuation dans la tumeur qui, déprimée et tirée en bas, laissait entre elle et l'anneau un vide dans lequel on pouvait porter un doigt, et reconnaître qu'elle n'était formée par aucun des viscères abdominaux, puisqu'elle ne se prolongeait pas dans la cavité péritonéale, il eut des soupçons sur sa nature : une lumière placée d'un côté de la tumeur lui fit découvrir qu'elle était transparente et aqueuse. Lors de l'opération, on trouva en effet, au-dessous de la peau, une poche en forme de sac herniaire, dont la transparence parut plus sensible et la fluctuation plus marquée. Ouvert dans toute son étendue, on n'observa aucune partie solide dans ce kyste, qui contenait environ quatre onces d'une humeur claire et très-fluide, conforme en tout à la sérosité lymphatique que l'on trouve dans les hydrocèles. Ce sac qui, selon l'auteur de l'observation, n'était pas formé par le péritoine, avait un quart de ligne d'épaisseur : les côtés en furent retranchés; mais on laissa le fond qu'on n'eût pu enlever sans beaucoup de difficultés et de vives douleurs. Pendant les cris de la malade, on voyait paraître vers la partie supérieure de cette poche, à l'endroit qui répondait à l'anneau,

une tumeur du volume de la moitié d'une grosse
noix : elle disparaissait aussitôt que les cris ces-
saient, ou rentrait par une légère pression. Ceci
donne l'explication d'un signe bien propre à in-
duire en erreur sur la nature de celle formée
par le kyste, savoir, son augmentation quand
la malade toussait ou faisait quelques efforts. Le
traitement n'offrit rien de particulier ; la suppuration s'établit vers le cinquième jour ; le fond
de la plaie répondant au reste de l'hydatide, devint d'un gris sale ; sa surface se couvrit de petites parcelles de même couleur ; le douxième
jour, l'exfoliation fut complète, et la guérison
eut lieu le vingt-cinquième de l'opération (1).

Cette tumeur, que Manoury regarde comme
une vraie hydatide, et dont la poche était, selon
lui, formée par plusieurs feuillets du tissu cel-
lulaire appliqués et collés l'un sur l'autre, ne
s'est-elle pas plutôt développée dans la portion
du canal de Nuck qui se trouve au-dessous de
l'anneau ? Sa situation, sa direction parallèle à
celle du ligament inguinal de l'organe utérin,
son grand développement qui prouve son an-
cienneté, l'âge de la malade, le peu d'épaisseur
du kyste, la difficulté que l'opérateur rencontra

---

(1) Journal de Chirurgie , t. 1, p. 251 et suiv.

lorsqu'il voulut en exciser le fond, les grandes douleurs ressenties pendant les tentatives qu'il fit pour l'enlever en totalité ; enfin , la saillie qu'on apercevait dans l'intérieur de ce sac membraneux quand la malade criait , toussait, etc. , sont autant de circonstances qui nous portent à le croire. Toutefois , que le conduit qui accompagne le ligameût rond de la matrice soit susceptible, dans quelques cas particuliers, de s'oblitérer incomplètement et de devenir le siége d'une collection aqueuse , ou que dans d'autres circonstances, en conservant toute sa longueur , et même en prenant avec l'âge un plus grand développement, il puisse permettre la sortie de l'ovaire et rendre sa hernie inguinale plus fréquente que la crurale , celle-ci n'en existe pas moins , puisque nous avons eu occasion de voir cet organe , surmonté d'une hydatide de la grosseur d'une noix , faire tumeur à l'aîne, après être sorti de l'abdomen par la partie interne de l'arcade, et donner lieu à des accidens si fâcheux, que nous fûmes obligés de pratiquer l'opération du bubonocèle ; mais ce n'est point encore ici le lieu de faire connaître cette observation extrêmement curieuse.

§ **III.** *Hernies ombilicale et ventrale formées*
par l'ovaire.

Tant que la matrice reste plongée dans le petit bassin , l'ovaire ne peut concourir à former
la hernie ombilicale ; mais si, distendue par le
produit de la conception , un polype, de l'air,
de l'eau , des hydatides, ou par d'autres causes,
elle vient à s'élever dans la cavité abdominale,
on concevra sans peine qu'elle puisse sortir par
l'ombilic. Camper, dit M. Portal , vit dans une
femme morte en couches l'ovaire droit sorti
par l'échancrure ischiatique , et le gauche rempli d'hydatides , faisant partie d'une épiplom-
phale (1). Mais moins heureux sans doute dans
nos recherches que ce célèbre médecin , nous
n'avons trouvé dans l'ouvrage de l'anatomiste hollandais que l'exemple d'une hernie
ischiatique formée par l'ovaire gauche, qui
était malade et plus gros que dans l'état naturel , sans y découvrir aucune trace d'épi-
plomphale compliquée de la sortie d'un ovaire
parsemé d'hydatides.

L'anneau inguinal , l'ombilical et l'arcade
crurale ne sont point les seules ouvertures qui
permettent à l'ovaire de sortir du bas-ventre

---

(1) Anat. Méd. In-8°., t. v, p. 556.

Cet organe peut encore, en s'échappant par
d'autres points des parois de l'abdomen, faire
partie de ces tumeurs qui ont reçu le nom de
hernies ventrales, ou compliquer par sa sortie
une plaie pénétrante des parois abdominales.
Ruisch rapporte qu'un chirurgien, en ouvrant
un abcès à la partie inférieure et latérale de
l'hypogastre, enfonça l'instrument si profondé-
ment, qu'il pénétra dans la cavité péritonéale :
cette division donna issue à l'instant même,
non-seulement à du pus, mais encore à un des
ovaires, que le chirurgien réduisit sans peine,
et sans qu'il résultât aucun accident (1).

Stein, après avoir délivré une femme au moyen de l'opération césarienne, s'aperçut que
l'épiploon et un des ovaires sortaient par l'angle
supérieur de la plaie. L'un et l'autre furent ré-
duits ; mais au lieu de faire rentrer l'épiploon
dans la cavité péritonéale, il paraît qu'on le
poussa dans celle de l'utérus ; car la femme
étant morte quatre jours après l'opération, on
en trouva une portion entre les bords de la division de la matrice, tellement adhérente à
son tissu, qu'on eut de la peine à l'en détacher (2).

---

(1) *Obs. Anat. Chirurg.* xvi, pag. 16.
(2) Biblioth. germ., t. 1, p. 127 et suiv.

Les plaies de l'abdomen ayant permis à l'ovaire de sortir hors du ventre , il n'y a aucun doute, par l'analogie qui existe entre elles et les hernies ventrales, sur la possibilité de rencontrer cet organe dans de pareilles tumeurs; mais comme la matrice doit être distendue par une cause quelconque, pour que l'ovaire, en sortant de la cavité abdominale, donne lieu à une hernie ventrale dans les régions ombilicale et épigastrique, cette hernie disparaîtra aussitôt que la cause cessant d'agir, l'utérus reviendra sur lui-même (1). Cependant il est nécessaire, pour que cela se passe ainsi, que l'ovaire ne soit point comprimé, trop volumineux, adhérent, et que le ligament par lequel il a des rapports avec l'utérus n'ait que sa longueur naturelle ; car s'il arrivait, par une circonstance particulière, qu'il y eût compression, adhérence ou volume contre nature de cet organe, il surviendrait des accidens dépendans du tiraillement du cordon qui

---

(1) Lauverjat, pratiquant un jour l'opération césarienne sur une femme enceinte de huit mois, qui venait d'expirer, n'eut pas plutôt incisé la ligne blanche, qu'un des ovaires sortit par la plaie; mais il se réduisit spontanément après l'écoulement des eaux , et se porta derrière les tégumens. — Nouvelle méthode de pratiquer l'opér. césar., page 135.

l'unit à la matrice, et du changement de posi-tion qu'il lui imprimerait alors.

§ IV. *Hernie de l'Ovaire par l'échancrure ischiatique.*

La hernie ischiatique, nommée aussi *dorsale*, n'est connue que depuis environ soixante ans. Papen, célèbre médecin de Gœttingue, en a donné une bonne description dans une lettre qu'il écrivit en 1750 au baron de Haller, et cette observation, qui fit alors connaître une nouvelle espèce de hernie, démontra en même temps que l'ovaire sortait quelquefois du bassin par l'échan-crure ischiatique.

SEPTIÈME OBSERVATION.

Une fille robuste, âgée de cinquante ans, mourut subitement en faisant la moisson, et étant exposée à toute l'ardeur du soleil. L'exa-men juridique de son corps fit découvrir une tumeur de la forme d'une bouteille, s'étendant, du côté droit, depuis l'anus jusqu'au-dessous du jarret. Cette hernie, qui avait vingt-deux pouces de circonférence dans sa partie inférieure, était formée par la presque totalité des intestins grêles, le mésentère, une portion du colon et l'épiploon : l'ovaire droit, squirreux, rempli d'hydatides, et la trompe du même côté, faisaient également partie de la tumeur (1).

HUITIÈME OBSERVATION.

Camper fit voir, en 1759, dans le collége médical d'Amsterdam, que le péritoine sortait à travers l'échancrure ischiatique gauche, pour former un sac herniaire dont le fond était assez spacieux : cette poche membraneuse ne contenait aucun organe; mais l'ovaire gauche, plus volumineux qu'il ne l'est naturellement, y entrait aussitôt qu'on l'abandonnait à lui-même, et j'ose affirmer, dit l'auteur, que les intestins n'y avaient jamais pénétré (2).

§ V. *Hernie de l'Ovaire par le vagin.*

L'ovaire, sujet à tout autant de déplacemens que l'utérus, dont il est une des dépendances, peut encore sortir par certains écartemens ou des anneaux contre nature qui arrivent aux tuniques du vagin, et donner lieu à une tumeur toute particulière dans ce canal. Cette espèce de hernie, dont il n'existe aucun exemple, se conçoit tout aussi bien que celle qui est

---

(1) HALLER, *Disputat. chir. Select.*, t. III, p. 513.
(2) *De Pelvi*, cap. VI, § 11, p. 17.

3

la suite du passage de l'ovaire par l'échancrure ischiatique ; mais comme elle ne peut
arriver que quand le conduit vulvo-utérin ,
distendu par plusieurs accouchemens, ou toute
autre cause, a perdu une grande partie de son
ressort, il nous semble qu'on ne doit pas en
craindre les suites, à moins toutefois que la situation de la matrice ne s'en trouve changée,
ou que l'organe qui constitue la tumeur ne
devienne volumineux ; car, pour déterminer
alors des accidens très-variés et plus ou moins
fâcheux, il n'a même pas besoin de former hernie, et il suffit qu'il soit plongé dans l'excavation
pelvienne, ainsi qu'on l'observe dans le fait publié par Denman.

NEUVIÈME OBSERVATION.

Susanne Fletcher, âgée de vingt-trois ans,
et attaquée d'une rétention d'urine qui exigeait
souvent l'usage de la sonde, entra à l'hôpital
de Gloucester, où elle séjourna plusieurs mois ;
mais n'éprouvant que peu d'amélioration dans
son état, elle perdit l'espoir de guérir, et quitta
cet hospice, pour reprendre ses occupations ordinaires.

Peu de temps après elle devint grosse, et, à sa
grande surprise, se trouva bientôt g uérie d'une

maladie qui l'avait tant tourmentée ; mais cette guérison n'eut lieu que momentanément ; car les mêmes accidens reparurent après l'accouchement, se dissipèrent de nouveau pendant une autre grossesse, et revinrent après la délivrance. Les incommodités qu'éprouvait la malade, l'obligeant comme auparavant de recourir au cathéter pour uriner, et la rendant peu propre à l'état de servitude où elle se trouvait réduite, elle entra au mois de décembre 1778, en qualité de nourrice, dans l'hôpital royal de Plymouth.

Cette femme avait alors l'estomac très-dérangé, ne pouvait uriner sans la sonde, était habituellement constipée et sujette à des accès hystériques, quoiqu'ayant sa menstruation régulière. Elle mourut en juin 1779, après avoir vomi beaucoup de sang.

A l'ouverture du cadavre, on trouva la matrice poussée en avant vers le pubis, et l'ovaire droit de la grosseur d'un œuf de poule, situé entre le vagin et le rectum, dans une espèce de loge qui paraissait due à son long séjour dans cet endroit, et qui lui était devenue si naturelle, qu'on ne put sans difficulté lui donner une autre situation. L'utérus, la vessie et l'ovaire gauche, n'offraient aucune altération dans leur tissu.

La situation et la grosseur de l'ovaire rendent facilement raison des accidens que la malade éprouva pendant plusieurs années, et l'analogie qui existe entre eux et les symptômes
de la rétro ou de l'antéro-version, est trop évidente pour échapper à l'observateur (1).

SECTION DEUXIÈME.

Nous avons démontré par l'analogie, et plus
encore par des faits recueillis sur le cadavre,
que l'ovaire, comme plusieurs viscères renfermés dans l'abdomen, et surtout les intestins
grêles, était susceptible de sortir par les principales ouvertures qui sont naturelles à cette
cavité splanchnique, ou par différens points affaiblis des enveloppes abdominales ; que dans
quelques circonstances, il pouvait en compliquer les plaies pénétrantes, et d'autres fois se
montrer sous forme de tumeur herniaire dans
le vagin. Mais si l'anatomie pathologique, source
féconde en résultats certains, est celle où nous
avons puisé jusqu'ici pour établir les variétés
de cette espèce de hernie, les nombreuses mé

____

(1) Introduction à la pratique des Accouchemens, t. 1,
p. 147 et suiv.

prises auxquelles elle a donné lieu n'ont pas moins contribué à en faire connaître le diagnostique, et les faits qui en sont résultés, offrant tout autant de certitude, et peut-être encore plus d'intérêt que les précédens, confirment en même temps qu'on peut la prendre pour des tumeurs d'une nature tout à fait différente. On voit en effet que la hernie de l'ovaire, mais particulièrement l'inguinale et la crurale, a été confondue avec des tumeurs glanduleuses ou lymphatiques, un abcès, une épiplocèle et une entéro-épiplocèle.

§ Ier. *Hernie de l'Ovaire prise pour une glande ou une tumeur lymphatique.*

Les glandes inguinales ont tant de ressemblance avec l'ovaire, par leur forme ovoïde, leur densité, leur surface inégale, et le volume qu'elles acquièrent dans certaines circonstances, qu'il n'est pas étonnant qu'on ait pris cet organe, sorti par l'anneau inguinal ou l'arcade crurale, pour une de ces glandes, et si l'on fait attention à leur situation dans le pli de l'aîne, et à la mobilité dont elles jouissent très-souvent, on sera encore moins surpris qu'une hernie de l'ovaire ait donné lieu à une pareille méprise.

DIXIÈME OBSERVATION.

Une fille âgée de seize à dix-huit ans, avait, d'un seul côté, une hernie que l'on prit pour une glande ou une tumeur lymphatique. Comme elle causait des douleurs assez vives depuis long-temps, on conseilla, pour en détruire la cause, d'inciser les tégumens et de faire la ligature de la tumeur. On suivit ce conseil ; mais l'étranglement détermina des douleurs si insupportables pendant la journée, que, pour les calmer, on fut obligé de faire l'excision des parties liées au niveau de l'anneau inguinal. L'examen attentif qu'on en fit aussitôt prouva que c'était l'ovaire qui avait passé hors de l'abdomen par cette ouverture. « Nous » n'avons pas assisté à l'opération, dit Lassus, » qui rapporte le fait (1), mais nous avons vu » cette fille, qui fut guérie en fort peu de » temps, et n'éprouva, dans la suite, aucun » des phénomènes mentionnés dans l'observa- » tion de Pott. D'ailleurs, celui qui fit l'opéra- » tion, homme fort instruit, convint de sa mé- » prise, et nous assura que c'était l'ovaire » qu'il avait excisé. »

---

(1) Pathol. chirurg., t. ii, p. 99 et suiv.

§ II. *Hernie de l'Ovaire prise pour un abcès cutané.*

Si on méconnaît une pareille hernie, et qu'elle ne soit pas réduite sur-le-champ, on conçoit facilement que l'ovaire, étant comprimé par l'anneau inguinal, l'arcade crurale, ou froissé par les mouvemens des membres abdominaux, puisse augmenter de volume, devenir douloureux, s'enflammer, et finir par donner lieu à un abcès, dont la véritable cause restera ignorée jusqu'à ce que l'art ou la nature en ait fait l'ouverture : cependant il est d'autant plus nécessaire de la connaître que, bien différent des dépôts cutanés et de ceux qui surviennent quelquefois après les hernies intestinales et épiploïques, il offre des indications tout autres à remplir.

ONZIÈME OBSERVATION.

Une petite fille âgée de quatre à cinq ans, avait, dit Lassus, une tumeur douloureuse, circonscrite et rénitente vis-à-vis l'anneau inguinal du côté droit; les tégumens s'enflammèrent, et il se forma un abcès cutané; lorsqu'il fut ouvert, nous vîmes l'ovaire hors de l'abdomen plus volumineux qu'il ne l'est à cet âge, et probablement parce qu'il avait été étranglé. L'ulcère fut pansé avec de la charpie sèche; les parties s'affaissèrent par la suppuration, et, au moyen d'une douce pression exercée par l'appareil, la tumeur ayant disparu peu à peu, cette petite fille fut guérie au bout d'une quinzaine de jours (1).

Cette observation, n'offrirait-elle que l'exemple d'une hernie de l'ovaire terminée par suppuration, serait déjà très-intéressante pour notre sujet, puisqu'elle démontre aux médecins la nécessité d'examiner scrupuleusement, afin d'en connaître le vrai caractère, toutes les tumeurs qui surviennent au voisinage de l'aîne et dans les autres points des enveloppes abdominales; mais elle présente encore d'autres circonstances qui ne sont pas moins dignes d'attention; car, en faisant voir qu'on peut tenter la réduction de cet organe, et l'obtenir en totalité, ou du moins en grande partie, même quand tous les symptômes d'une inflammation intense se trouvent réunis pour faire croire qu'il a pu contracter des adhérences avec l'anneau, elle nous indique aussi les moyens d'y parvenir, et nous trace, jusqu'à un certain point, la manière de les employer.

______

(1) Pathol. chirurg., t. II, p. 101.

§ III. *Hernie de l'Ovaire qui nous paraît avoir été prise pour une épiplocèle.*

Une épiplocèle inguinale, peu volumineuse, de forme ovoïde, sans néanmoins être accompagnée d'inflammation à la peau, d'envies de vomir, de coliques et de constipation, offrant de la mollesse et une surface inégale, présente des caractères extérieurs qu'on retrouve dans un exemple de hernie de l'ovaire.

DOUZIÈME OBSERVATION.

Une fille âgée de vingt-trois ans, et d'une bonne constitution, entra à l'hôpital de St.-Barthélemy pour deux tumeurs qui, situées aux aînes, lui causaient depuis plusieurs mois des douleurs si vives, qu'elle ne pouvait se livrer à ses occupations ordinaires.

Cette fille, vigoureuse, d'une bonne santé et bien réglée, avait le ventre libre et n'éprouvait d'autre incommodité que celle qui résultait de la compression des tumeurs lorsqu'elle se baissait, où que, par d'autres mouvemens, elles se trouvaient pressées. D'ailleurs, elles étaient sans inflammation, molles, inégales à leur surface, très-mobiles, et placées à l'extérieur de l'orifice tendineux des muscles costo-abdominaux.

Les saignées, les purgatifs et les tentatives faites par plusieurs personnes de l'art pour réduire les parties, ayant été sans effet, on se détermina à faire l'opération. La peau étant divisée, on découvrit un sac membraneux et mince, dans lequel se trouva un corps si ressemblant à un ovaire, qu'il était impossible de le prendre pour autre chose ; on en fit la ligature près de l'anneau, et on le coupa. La même opération fut pratiquée de l'autre côté, et on découvrit absolument la même chose, tant en opérant qu'en examinant les parties extirpées.

La femme jouit d'une bonne santé après l'opération ; mais les seins s'affaissèrent ; elle devint plus maigre, en apparence plus musculeuse, et cessa d'être réglée.

Ce fait, que nous devons à Percival Pott (1), est curieux en ce que les ovaires formaient, de chaque côté, une hernie inguinale qui présentait, à la mobilité près, tous les signes d'une épiplocèle. L'auteur ne dit pas avoir été induit en erreur sur leur nature ; mais si l'on fait attention aux caractères extérieurs qu'il en donne ; si l'on observe qu'il ne parle de l'ovaire que quand il l'eut mis à décou-

____

(1) OEuvres chirurg., t. 1, p. 492.

vert, et qu'il dit n'avoir opéré qu'après qu'il eut tenté infructueusement, ainsi que MM. Nourse et Santhill, tous les moyens qui pouvaient procurer la réduction, il nous semble qu'on peut soupçonner avec raison qu'il n'a été conduit à faire l'opération du bubonocèle, que parce qu'il crut les hernies formées par l'épiploon.

§ IV. *Hernie de l'Ovaire, compliquée d'hydatides, prise pour une entéro-épiplocèle.*

La hernie de l'ovaire ne peut être confondue avec une entéro-épiplocèle, que quand cet organe offre à sa surface une hydatide peu volumineuse; mais, comme nous sommes plus particulièrement l'auteur de la méprise, nous chercherons d'autant moins à exposer les caractères de conformité qui existent entre ces deux espèces de hernie, que, le faisant, on pourrait croire que nous avons intention de nous excuser; et, sans nommer les personnes de l'art qui ont partagé notre erreur, nous nous bornerons à rapporter le fait tel que nous l'avons observé.

TREIZIÈME OBSERVATION.

Me. R..... âgée de quarante-deux ans, née et élevée à la campagne, d'une forte constitution, fut mariée dans sa vingt-deuxième année, et vint alors habiter la ville, où un concours de circonstances particulières développa beaucoup sa sensibilité.

En dix-huit ans, elle eut d'abord six enfans forts et vigoureux qu'elle nourrit, puis trois fausses couches précédées de pertes : à la suite de ces dernières, étant très-maigre, sujette à des affections nerveuses, et ayant constamment, depuis deux ans, des mouvemens convulsifs dans le bras droit, elle devint enceinte vers la fin d'avril 1807 : des saignées faites à l'époque du deuxième et du troisième mois de la gestation, prévinrent les pertes et la fausse couche.

À quatre mois et demi de grossesse, elle fit, en courant, une chute sur les genoux et le bas-ventre ; cette chute donna lieu à des douleurs dans les régions lombaire et hypogastrique ; celles que la malade ressentit dans la dernière affectaient une direction transversale, un pouce au-dessus du pubis; elles étaient presque constantes, et supportables tant que l'enfant restait en repos, mais toujours augmentées par ses mouvemens.

M^e. R..... se plaignait en outre d'éprouver un tiraillement pénible qui, partant de l'aîne gauche, se propageait en travers dans la direction des douleurs hypogastriques, jusque vers le bas de la fosse iliaque droite : il était également augmenté par les mouvemens du fœtus.

Couchée sur le dos, cette femme souffrait davantage de l'un et l'autre accident, et, située sur le côté gauche, elle en avait à peine le sentiment ; il en était de même lorsqu'étant debout, elle se penchait en avant et pressait l'abdomen de droite à gauche.

M^e. R..... m'ayant assuré qu'aucune tumeur ne se manifestait dans l'aîne gauche, et qu'il n'y avait point de contusion aux enveloppes abdominales, je me bornai à prescrire un repos absolu, et à pratiquer une saignée que je réitérai le lendemain. Quarante-huit heures après la chute, les maux de reins disparurent ; la région hypogastrique, qui d'abord était très-douloureuse, devint moins sensible, et au bout de quinze jours, cette femme reprit ses occupations ordinaires, non sans ressentir, il est vrai, le tiraillement et la douleur dont nous avons parlé ; souvent même ils furent tels dans les momens où l'enfant s'agitait, qu'elle pouvait à peine les supporter. Vers sept mois et demi de grossesse, les mêmes accidens contraignirent M^e. R..... à faire moins d'exercice, et à recourir à la saignée, qui procura un peu de soulagement ; mais, pendant les dernières semaines de la gestation, la douleur hypogastrique et les tiraillemens reparurent

avec tant de violence , surtout pendant les mouvemens de l'enfant, qui étaient presque conti-
nuels, qu'il survint des syncopes deux à trois
fois par jour.

Le 23 janvier 1808, pendant une faible douleur, les membranes se sont rompues et les eaux
s'écoulèrent pendant trois jours. Le 25, à neuf
heures du matin , quelques douleurs déter-
minèrent l'accouchement, et la délivrance
eut lieu par les seules forces de la nature : l'enfant, quoique fort et vigoureux , ne vécut que
deux jours. N'ayant pu me rendre chez la malade qu'une heure après l'accouchement , je
trouvai qu'elle avait perdu beaucoup; l'utérus,
peu revenu sur lui-même , contenait du sang, et
l'accouchée craignait de se trouver mal. Quelques frictions faites sur la matrice suffirent pour
solliciter l'action de ce viscère, qui expulsa plusieurs caillots renfermés dans sa cavité ; des
compresses trempées dans le vinaigre et appli-
quées sur l'hypogastre, empêchèrent le retour
de la perte. Dans le courant du jour, elle eut
quelques coliques, ressentit à peine le tiraillement douloureux, qui avait été très-fort pendant
le travail de l'enfantement , et dormit une
grande partie de la nuit suivante.

Toute la matinée du second jour et une partie
de l'après-midi se passèrent sans douleurs. Le

tiraillement était peu marqué lorsque la malade
se couchait sur le côté gauche ; les lochies coulaient abondamment ; mais vers six heures du
soir, environ trente-trois heures après l'accouchement, la douleur hypogastrique reparut en
se propageant également de l'aîne gauche vers
la droite, et toujours accompagnée d'un sentiment pénible de tiraillement. L'accouchée, qui
s'était levée malgré mes avis, n'avait pu mar-
cher que courbée en avant et en soutenant l'hypogastre avec les mains.

3e *jour*. La nuit fut mauvaise, sans repos ; et
vers quatre heures du matin, les douleurs et
le tiraillement avaient reparu avec plus de
force. A huit heures, la malade me fit voir une
tumeur qu'elle venait de découvrir ; cette tumeur, qui était sans changement de couleur à la
peau, située dans l'aîne gauche, vers la partie
interne de l'arcade crurale, très-douloureuse
lorsqu'on la touchait, ferme et arrondie à sa
partie moyenne et antérieure, plus molle et
d'une forme inégale vers sa base, offrait le volume d'une grosse noix. Je fis en vain quelques
tentatives pour en opérer la réduction. L'accouchée sans fièvre, avait le pouls petit, enfoncé,
et la langue bonne ; le ventre, très-élevé au-dessous de l'ombilic, l'était peu au-dessus de cet
anneau, et présentait plus de sensibilité que

par-tout ailleurs, vers la fosse iliaque droite où se trouvait le fond de la matrice, et de droite à gauche au-dessus du pubis, dans la direction de la douleur et des tiraillemens que ressentait la malade. Les lochies coulaient abondamment, et les seins commençaient à se gonfler. Des cataplasmes émolliens furent appliqués sur la tumeur, dont la configuration et la grande sensibilité me firent soupçonner une entéro-épiplocèle. Néanmoins, le défaut de constipation et d'envies de vomir me parut difficile à expliquer dans un sujet très-irritable ; et, pouvant encore moins me rendre raison de la douleur que cette femme éprouvait de l'aîne gauche vers la droite, ainsi que du tiraillement qui suivait la même direction, j'appelai un de mes confrères, chirurgien très-distingué. Après avoir examiné la tumeur avec la plus scrupuleuse attention, il partagea mon sentiment et nous fîmes quelques tentatives pour réduire la hernie ; mais elles ne furent pas plus heureuses que les précédentes. La révolution laiteuse était complète.

4ᵉ *jour.* Quoique l'accouchée eût passé une nuit très-agitée, nous la trouvâmes cependant sans fièvre, sans aucune envie de vomir ; le pouls était toujours petit et enfoncé, l'abdomen et la tumeur dans le même état que la veille, les lochies assez abondantes, et le gonflement des seins moins fort ; le lait s'échappait en grande quantité par les mamelons. La douleur et le tiraillement avaient été augmentés par quatre accès de toux convulsive ; on prescrivit des demi-bains et des cataplasmes émolliens.

Les douleurs et les tiraillemens dans la région hypogastrique furent très-forts pendant toute la journée ; cette augmentation eut lieu parce que les accès de toux, qui duraient une heure, se répétèrent jusqu'à trois ou quatre fois. Dans l'accès, on voyait entrer en convulsion tous les muscles de l'abdomen, mais plus particuliè-rement les droits (sterno-pubiens) ; du reste, le soir nous trouvâmes la malade dans le même état que le matin ; les tentatives de réduction furent encore sans succès. On continua les ca-taplasmes , et le lavement du matin ayant été sans effet , on en administra un autre.

Le 5e *jour*, il n'y eut de remarquable qu'une seconde montée de lait qui empêcha de recourir aux demi-bains.

6e *jour*. Un autre consultant fut appelé, et il prit aussi la hernie pour une entéro-épiplo-cèle. L'accouchée n'avait ni fièvre ni envies de vomir, mais elle ne pouvait prendre aucun repos ; les accès de toux se répétaient toutes les trois ou quatre heures , augmentaient la dou-leur et les tiraillemens de la région hypogas-

4

trique. Les seins furent trouvés moins gonflés que la veille; les lochies devenaient moins abondantes et la constipation avait toujours lieu. Des demi-bains, des fomentations et des cataplasmes émolliens furent prescrits : le premier bain procura du soulagement; mais on ne put réduire la hernie.

7e *jour.* Les douleurs et les tiraillemens étaient devenus insupportables; la malade, dont la figure s'était grippée, avait passé une nuit trèsfâcheuse, éprouvait, depuis deux heures du matin, des maux de cœur, des faiblesses : ces dernières nous parurent dépendre des tiraillemens et de la douleur ; il n'existait encore aucun changement dans l'état de l'abdomen et de la tumeur; le pouls, toujours petit et concentré, fut trouvé plus fréquent ; enfin la situation déplorable de l'accouchée nous décida à faire l'opération, que je pratiquai à une heure après midi, en présence des deux consultans, et d'un troisième qui partagea aussi notre erreur.

La peau incisée dans l'étendue de quatre à cinq pouces, et le sac étant isolé, je l'ouvris avec beaucoup de précautions; dès que je l'eus fendu d'un bout à l'autre, il s'en écoula quelques gouttes de sérosité; mais observant à l'intérieur une autre tumeur qui me présentait

encore tous les caractères des membranes sé-
reuses, je crus d'abord m'être trompé, et n'avoir
point incisé le véritable sac herniaire.

- Cependant le volume de cette nouvelle tumeur, égalant au plus celui d'une petite noix ,
sa couleur, sa surface polie et luisante me firent
penser qu'elle pouvait être formée par une
portion distendue du tube intestinal; néanmoins,
après m'être assuré que ce n'était point l'in-
testin , j'ouvris avec les mêmes précautions
cet autre sac ; mais son épaisseur, sa dureté
pareille à celle d'une membrane fibreuse épaisse,
sa tension et les difficultés que j'éprouvais à en
soulever les lames pour les couper , me firent
soupçonner l'existence d'une hydatide. Je con-
tinuai d'inciser, et, avec beaucoup de patience
je parvins à ouvrir cette poche d'où il s'écoula
une sérosité limpide , ce qui produisit son affaissement. L'ouverture étant agrandie , je re-
connus que le prétendu sac était réellement une
hydatide , et en continuant mes recherches, je
découvris qu'elle tenait à l'ovaire, qui seul sortait
par la partie interne de l'arcade crurale, à laquelle il adhérait si intimement qu'on ne put
l'en détacher.

Les consultans ayant reconnu comme moi que
l'ovaire et l'hydatide formaient seuls la hernie,

je débridai l'arcade (1), après quoi nous portâmes tous le doigt dans la cavité péritonéale, le long du cordon qui unit cet organe à l'utérus ; et en suivant ce ligament gonflé et douloureux, non-seulement nous remarquâmes qu'il se portait dans la direction de la douleur ; mais nous parvînmes encore sans difficulté à toucher le fond de la matrice.

Les intestins et l'épiploon n'ayant aucune part à la hernie, j'emportai, au moyen du bistouri, environ les trois quarts du kyste avec la presque totalité de l'ovaire, qui, situé à la partie postérieure et interne de l'hydatide, était gonflé, rouge, très-sensible ; et l'examen scrupuleux qui a été fait des parties excisées, ne laissa plus de doute que cet organe et l'hydatide constituaient la tumeur herniaire. Les bords de la plaie rapprochés, je les couvris de charpie et de compresses ; on fit des fomentations sur l'abdomen, et une potion calmante fut prescrite.

Le tiraillement et la douleur persistèrent avec la même violence jusqu'à six heures du soir ; à neuf heures, l'accouchée avait de la fièvre et

---

(1) Ce ligament de Fallope fut coupé à son insertion au pubis.

le pouls bien développé ; l'abdomen, toujours bouffe, n'était pas sensible, excepté dans la région iliaque droite, et le long de cette ligne transversale dans la direction de laquelle se propageaient, comme nous l'avons dit, les tiraillemens et la douleur.

8e *jour des couches*, 2e *de l'opération*. La nuit fut tranquille, mais sans sommeil ; l'accès de fièvre se termina par une sueur copieuse qui dura quatre heures. Toute la journée a été calme ; la douleur et le tiraillement ne reparurent que pendant la toux, qui se renouvela trois fois. On continua les fomentations, les lavemens émolliens, la diète, et on prescrivit le soir une pilule de styrax.

9e *jour des couches*, 3e *de l'opérat*. Dans le courant de la nuit la malade dormit quatre heures, et son sommeil fut interrompu par deux accès de toux convulsive, pendant lesquels la douleur et le tiraillement étaient insupportables : le premier de ces accès dura une heure et l'autre deux.

Nous trouvâmes la région de la matrice plus sensible, le ventre météorisé, les bords de la plaie pâles, gonflés et douloureux. Le fond, répondant à l'hydatide et à la portion non excisée de l'ovaire, offrait en outre une teinte d'un gris sale, et un fluide séreux et abondant en découlait. La malade se plaignait de coliques ; néanmoins le pouls avait repris son état naturel. Le pansement et les prescriptions furent les mêmes.

10e *jour des couches*, 4e *de l'opération.* Il n'y eut aucun repos; l'abdomen était dans le même état que la veille, et la malade sans fièvre. Les accès de toux, quoique moins longs, se renouvelèrent encore : on continua les fomentations, les lavemens et la potion calmante.

11e *jour des couches*, 5e *de l'opération.* La malade dormit deux heures; on trouva le ventre moins tendu, et moins sensible dans la fosse iliaque droite et dans l'hypogastre. La peau de l'abdomen commençait à se rider; la plaie était encore pâle comme l'avant-veille, et son fond d'un gris sale. On interrompit l'usage des fomentations, et les lavemens qui, jusqu'à ce jour, n'avaient point procuré d'effets sensibles, furent continués, ainsi que la potion calmante et la pilule. L'accouchée demandait des alimens; mais on crut convenable de prolonger la diète.

12e *jour des couches*, 6e *de l'opération.* Mad. R*** avait dormi six heures; le ventre était plus affaissé que la veille ; la plaie, vermeille sur ses bords, présentait encore un aspect grisâtre dans son fond, et il en suintait toujours un fluide séreux. Quatre accès de toux se manifestèrent dans le courant de la journée, malgré l'usage des calmans et des anti-spasmodiques. On prescrivit le même régime que la veille.

13e jour des couches, 7e de l'opération. La nuit fut agitée; le lavement du matin procura une selle copieuse de matières blanches, comme laiteuses, avec sortie de beaucoup de gaz, ce qui donna lieu à un affaissement très-marqué de l'abdomen, peu sensible alors, tant dans la région iliaque droite que dans l'hypogastre; le pouls était naturel; plusieurs petites escharres se détachèrent du fond de la plaie; la toux se manifesta encore plusieurs fois dans la journée, et les mêmes moyens furent continués.

14e jour des couches, 8e de l'opération. Il y eut peu de repos et deux accès de toux; du reste, même état que la veille, mêmes prescriptions auxquelles on a joint de bons bouillons.

15e jour des couches, 9e de l'opération. La malade dormit quatre heures; elle prit le matin une demi-once de sel de seignette (tartrite de soude), dont l'effet fut nul. Un accès de toux survint à une heure après midi, et dura jusqu'à six ; il fit reparaître avec violence la douleur et les tiraillemens ; le ventre devint bouffe et élevé dans sa partie inférieure jusqu'à l'ombilic , sans être sensible. Mad. R...., prit deux bons bouillons dans la journée et une pilule de styrax le soir.

16e *jour des couches* , 10e *de l'opération.* La nuit fut agitée et le lavement du matin sans effet ; le ventre , plus élevé , plus tendu , résonnait comme dans la tympanite ; la fièvre était nulle, la suppuration abondante, de bonne qualité et la plaie vermeille ; ses bords commençaient à s'affaisser et la chute complète des escharres du fond, ou de la portion du kyste que nous n'avions pu extirper, eut lieu ; on ajouta une soupe aux prescriptions ordinaires.

17e *jour des couches* , 11e *de l'opération.* La malade ne dormit pas ; nous trouvâmes la plaie et l'abdomen dans le même état que la veille ; le lavement du matin resta sans effet ; on donna une infusion de camomille et d'anis, deux soupes, et on continua les calmans unis aux antispasmodiques.

18e *jour des couches* , 12e *de l'opération.* Il y eut six heures de sommeil ; le lavement du matin procura une selle copieuse avec sortie de beaucoup de gaz ; l'abdomen s'affaissa complètement ; une autre évacuation alvine eut lieu le soir ; on permit deux soupes, un œuf, et l'infusion de camomille fut continuée.

19ᵉ jour des couches , 13ᵉ de l'opération. Les accès de toux n'avaient plus reparu ; la malade passa une très-bonne nuit ; il survint des selles copieuses sans être sollicitées ; les bords de la plaie s'affaissaient, et celle-ci diminuait de plus en plus : le même régime fut suivi.

A dater de ce moment, le mieux s'est toujours soutenu, et la cicatrice fut complète le vingt-neuvième jour de l'opération.

Je dois observer ici que la maladie n'a point troublé la révolution laiteuse, et dérangé l'écoulement des lochies ; celles-ci ont été abondantes les quatre premiers jours de l'accouchement, ont diminué le cinquième et le sixième , coulé en blanc le septième , et continué ainsi pendant dix jours, après lesquels elles ont paru en rouge pendant deux jours, puis en blanc pendant quinze autres.

Les seins, à la suite de la seconde montée de lait, se sont affaissés peu à peu. Mad. R*** reprit ses occupations six semaines après être accouchée, resta maigre, toujours sujette aux affections nerveuses, conserva les mouvemens convulsifs du bras droit, fut réglée au bout de deux mois, et l'est toujours bien depuis ce temps. Elle n'a jamais ressenti la douleur ni les tiraillemens dont nous avons parlé, et au mois de juillet 1809, la matrice avait sa situation naturelle, sans être plus inclinée à gauche qu'à droite.

A cette époque, éprouvant des coliques et digérant mal, elle me fit voir deux petites éntérocèles inguinales ; celle du côté gauche se trouvait située au-dessus de la cicatrice, qui était solide et ne la gênait en aucune manière ; depuis ce temps, elle porte un bandage et n'éprouve plus de coliques ; ses digestions sont bonnes, ses affections nerveuses moins fréquentes, et elle a repris une partie de son embonpoint.

SECTION TROISIÈME.

On a déjà pu entrevoir, par ce que nous avons dit, combien les causes de la hernie de l'ovaire sont nombreuses et variées ; car, sans celles communes à toutes les tumeurs herniaires, elle en reconnaît encore de particulières qu'il est bon de ne pas ignorer. Les signes de cette hernie et les accidens qui en dépendent n'offrent pas moins de différences qu'on doit également observer avec soin, si on ne veut être induit en erreur : la connaissance des unes conduisant à celle des autres, nous sommes naturellement portés à parler d'abord des causes, puis des signes, ensuite des accidens, et enfin des moyens curatifs.

§ Ier. *Causes de la Hernie de l'Ovaire.*

Les causes de la hernie de l'ovaire sont ou prédisposantes ou efficientes. Parmi les premières, outre l'hydropisie ascite, l'amaigrissement qui succède quelquefois à un embonpoint considérable, l'usage immodéré des alimens gras, huileux, des boissons aqueuses, relâchantes, l'habitation des climats humides et l'existence du canal de Nuck, on peut encore ranger les suivantes, qui lui appartiennent spécialement.

Dans l'enfance, le peu de développement du petit bassin, qui maintient la matrice plus élevée et la met en rapport avec l'anneau inguinal ; la forme allongée, étroite, et la surface lisse des ovaires, leur situation au-devant des psoas (prélombo-trokantiniens) et presque vis-à-vis cette ouverture des parois abdominales ; dans l'âge adulte, les différens déplacemens auxquels l'organe utérin est sujet, surtout celui connu sous le nom d'antéversion, l'obliquité ou l'inclinaison de son fond vers l'un ou l'autre côté ; enfin les changemens qui arrivent aux ovaires aussitôt que la femme devient incapable de perpétuer son espèce, changemens si marqués, que ces organes perdent beaucoup de leur grosseur, cessent d'être bosselés et se flétrissent, sont autant de causes prédisposantes de leur hernie.

Toutes les causes efficientes des hernies peuvent déterminer la sortie de l'ovaire ; mais celles qui nous paraissent devoir y contribuer le plus sont les cris des enfans, l'application peu méthodique du bandage qu'on emploie pour maintenir l'ombilic dans les premiers temps de la naissance ; et, dans un âge plus avancé, toute autre compression circulaire exercée sur l'abdomen, immédiatement au-dessus des hanches ; le développement de l'utérus produit par la grossesse, par de l'air, de l'eau, des hydatides ou un polype ; les squirrhes de cet organe, ses tumeurs fibreuses, etc., etc., en diminuant l'étendue de la cavité abdominale et en changeant les rapports des ovaires, peuvent être tout à la fois causes prédisposantes et efficientes de leur hernie ; l'état squirrheux de ces derniers, qui augmente toujours leur volume et leur pesanteur, peut encore la déterminer, et cette cause semble avoir été la seule qui ait donné lieu aux tumeurs herniaires, ischiatiques et vaginales, observées par Camper et Denman.

§ II. *Signes de la Hernie de l'Ovaire.*

La hernie de l'ovaire, par-tout où elle se manifeste, se présente sous la forme d'une petite tumeur ovoïde, circonscrite, rénitente, sans changement de couleur à la peau, et toujours plus ou moins douloureuse. En comprimant cette tumeur, dont la grosseur excède rarement celle d'un œuf de pigeon, on augmente la douleur, qui, ordinairement, ne se borne pas à la hernie, mais se propage dans le bassin et dans la direction du bord supérieur du ligament large, jusqu'à l'utérus, lequel est souvent dévié de manière que son fond est incliné vers l'ouverture par où sortent les parties déplacées ; si la malade reste debout, ou se couche du côté opposé à la tumeur, la douleur devient plus vive, et est accompagnée d'un sentiment pénible de tiraillement ; du reste, cette espèce de hernie n'entraîne à sa suite ni coliques, ni vomissemens, ni constipation, et ne rentre pas d'elle-même comme celle formée par les intestins. Enfin, lorsqu'on essaie de la réduire, quoique, dans l'enfance et très-souvent dans la vieillesse, sa surface soit lisse, tandis que dans l'âge adulte on la trouve inégale et comme bosselée, elle ne rentre que très-difficilement, et sans faire entendre de gargouillement, bruit particulier qui provient du déplacement de l'air dans la portion herniée du tube intestinal.

Ces signes sont bien ceux qui indiquent la présence d'un ovaire sorti de l'abdomen, tant que cet organe conserve son état naturel, qu'il n'est pas le siége d'une inflammation, comme on le voit dans les observations 10, 11 et 12, ou squirrheux et rempli d'hydatides, ainsi qu'on l'observe dans les exemples de Papen, de Camper et de Denman. Mais, quelqu'exclusifs qu'ils paraissent, les changemens que ces divers états pathologiques déterminent dans la forme et la structure de cet organe, en amènent, dans la configuration de la tumeur, d'autres bien propres à en imposer sur la nature d'une pareille hernie ; néanmoins les signes illusoires qu'elle présente, dans ces différentes circonstances, ne sont pas encore tels qu'on ne puisse la distinguer des glandes engorgées, des hydatides, des abcès cutanés, de l'épiplocèle, de l'entéro-épiplocèle, avec lesquels on l'a successivement confondue, et de la hernie graisseuse qui peut encore donner lieu à une autre méprise.

Parmi les hernies de l'ovaire, l'inguinale et la crurale étant les seules qui aient causé les différentes erreurs dont nous venons de parler, nous nous bornerons à en indiquer les caractères particuliers ; et ce que nous en dirons pouvant être appliqué à leurs différentes variétés, suffira pour faire reconnaître la présence de cet organe dans une tumeur, quel que soit l'endroit où elle se manifeste.

On parvient toujours à distinguer la hernie de l'ovaire des glandes engorgées, parce qu'elle survient subitement après une chute ou un effort violent, etc.; que dans ces cas la tumeur, dont la douleur se propage jusqu'à la matrice, est isolée, et a toujours des connexions directes avec l'anneau ou l'arcade crurale, même quand on éloigne un peu l'organe déplacé de ces ouvertures, car alors on remarque qu'elles restent occupées par un prolongement ; enfin, parce qu'elle se porte plus en devant, et paraît augmenter toutes les fois que la malade fait quelques efforts.

Une tumeur glanduleuse est au contraire plus mobile, rarement seule, n'éprouve ni augmentation ni déplacement par l'impulsion communiquée aux viscères abdominaux. Ses rapports avec les ouvertures de l'abdomen ne sont qu'indirects, et celles-ci restent constamment libres. On observe aussi, quand la glande devient le siége d'une douleur plus ou moins vive, que cette douleur est circonscrite et bornée aux parois du bas-ventre ; et cette dernière circonstance, qui se remarque toujours dans les abcès cutanés, les fait également distinguer de la hernie de l'ovaire.

On évitera aussi de confondre cette dernière avec une épiplocèle, si l'on fait attention que la tumeur formée par l'ovaire est ordinairement plus circonscrite, plus rénitente, et plus douloureuse que celle qui renferme une portion de l'épiploon : cette dernière détermine souvent des coliques, des nausées, des vomissemens, et des tiraillemens qui s'étendent jusque dans la région épigastrique, surtout après que le malade a mangé, qu'il reste debout quelque temps, ou qu'il se renverse en arrière. Les tiraillemens qu'on observe dans la hernie de l'ovaire n'offrent rien de semblable, puisqu'ils ne sont augmentés que quand la malade se couche sur le côté opposé à la tumeur, ou lorsqu'on en éloigne la matrice; de même que la douleur dont elle est le siége, ils partent de l'ouverture qui donne issue à l'organe, se propagent dans l'abdomen, au-dessus des os pubis, et dans la direction du bord supérieur du ligament large jusqu'à la matrice.

L'absence de ce dernier phénomène servira encore à distinguer une tumeur gazeuse d'une hernie de l'ovaire ; car, outre qu'on trouve celle-là plus molle, moins circonscrite, sa douleur est fixe, et si parfois elle se porte jusque dans l'abdomen, on ne l'augmente pas en déplaçant l'utérus.

Si l'on ne veut commettre la même erreur

que nous, c'est-à-dire prendre une hernie de l'ovaire, compliquée d'hydatides, pour une entéro-épiplocèle, il ne faut négliger aucune des circonstances suivantes : la tumeur qui, avec l'ovaire, renferme une hydatide, est bien douloureuse ; mais la malade n'y éprouve jamais de coliques, de mouvemens, et de bruit occasionné par un déplacement d'air ; toujours plus rénitente, elle est aussi moins susceptible d'être comprimée et de diminuer de volume, que celle qui reconnaît pour cause la présence de l'épiploon et d'une portion du tube intestinal. Celle-ci, lorsqu'elle est réductible, rentre ordinairement avec bruit, tandis qu'il ne se passe rien de semblable dans le premier cas, en supposant même que l'hydatide, par un taxis méthodique, soit susceptible de disparaître, comme la tumeur lymphatique que le professeur Lallement eut occasion d'observer (1). En un mot,

---

(1) Une femme âgée de cinquante ans se croyait attaquée de deux hernies inguinales, et portait aux aînes, depuis plus de quinze ans, deux tumeurs qui descendaient jusque dans les grandes lèvres ; elles étaient de même volume, de figure ovale, sans transparence, molles et complètement réductibles ; mais on observait une sorte de fluctuation dans celle du côté droit. Lorsqu'après la réduction on portait les doigts sur les anneaux, on les

quand on ne peut réduire la hernie, quoique
le ventre soit bouffe ou tendu, qu'il existe des
maux de cœur, des envies de vomir et de la
constipation, si elle est formée par l'ovaire,
la douleur reste locale et ne s'étend pas au-
delà de l'endroit occupé par la matrice; au
lieu que, dans l'entéro-épiplocèle, de même
que les coliques qui l'accompagnent, elle se
propage dans touté l'étendue de la cavité abdominale.

Enfin, on reconnaîtra que la hernie de l'o-
vaire est jointe à celle d'une portion du tube
intestinal ou de l'épiploon, si, outre les signes

---

sentait fort dilatés, et quand on cessait la compression,
les deux tumeurs reparaissaient; néanmoins on pouvait
facilement retenir la gauche dans l'abdomen, quoiqu'on
écartât les doigts qui en serraient le sac herniaire près de
l'anneau; mais du côté droit, le plus léger écartement
laissait reparaître la tumeur de la même manière que
l'aurait fait un fluide. Cette dernière circonstance, jointe
à la fluctuation, dit le professeur Lallement, me fit ju-
ger, malgré le défaut de transparence, que celle-ci était
une hydatide, et l'autre une véritable hernie.

En effet, la femme étant morte d'une affection scor-
butique, ce chirurgien trouva, à l'ouverture du cadavre,
une entérocèle du côté gauche; mais à droite, la tumeur
était formée par un sac d'où il fit sortir, au moyen d'une
incision, une once et demie de sérosité très-analogue à
l'urine, tant par sa forte odeur que par sa couleur ci-

qui lui sont particuliers, on trouve réunis ceux qui caractérisent l'entéro ou l'épiplocèle.

D'ailleurs, s'il peut être pratiqué, le toucher recommandé par Lassus (1) doit être d'autant moins négligé, qu'il conduit à des résultats certains. Pour les obtenir, il faut ramener le col de la matrice au centre du bassin, quand elle est déviée, ou, lorsqu'elle conserve sa position, le porter vers l'ouverture qui donne issue aux parties, afin d'en éloigner le fond de cet organe, qui en est ordinairement rapproché, et

---

trine. La poche membraneuse qui la renfermait se prolongeait dans le bas-ventre, et cette portion abdominale, qui avait deux travers de doigt de profondeur, se trouvait séparée de celle située au-dessous de l'anneau par un rétrécissement très-marqué, et correspondant à cette ouverture. L'intérieur offrait un aspect semblable à celui que les fibres de la vessie donnent au bas-fond de ce viscère, et ses parois, d'une épaisseur considérable extérieurement, étaient assez minces dans la cavité abdominale. Cette tumeur qui, selon l'auteur, était située dans le ligament rond de la matrice, avait été méconnue par plusieurs personnes de l'art qui la regardèrent comme une hernie, et conseillèrent à la malade de porter un bandage à double pelotte. (Mémoires de la Société médicale d'Émulation de Paris, tome III, page 321.)

(1) Pathol. chirurg., tome II, page 100.

si, pendant qu'on change ainsi la position de la matrice, et qu'on lui imprime des mouvemens, il s'en passe dans la tumeur, ou si l'on augmente la douleur dont cette dernière est le siége, ainsi que celle qui règne le long du ligament de l'ovaire, on peut assurer que celui-ci concourt à la former. Il n'est même pas toujours nécessaire de porter un doigt dans le vagin pour reconnaître la nature d'une pareille hernie, car, en comprimant méthodiquément la région hypogastrique, on éloigne l'utérus de l'ouverture qui donne issue à l'organe déplacé, et les tiraillemens de son cordon ligamenteux font reconnaître qu'il est la cause de tous les accidens.

§ III. *De l'Étranglement de l'Ovaire, et des accidens qui en sont la suite.*

Dans les sujets jeunes, forts et vigoureux, la hernie de l'ovaire, surtout si c'est l'anneau inguinal ou l'arcade fémorale qui donnent issue à cet organe, peut être suivie d'étranglement, et cet accident, moins rare que le pourrait faire croire la structure des parties déplacées, reconnaît pour causes, non-seulement la plupart de celles qui le déterminent dans les autres hernies, mais encore l'accroissement que le corps glanduleux prend à l'âge de treize ou quatorze ans, au moment de l'époque des règles, et pendant le temps de la gestation.

On observe en effet que les ovaires, qui, dans l'enfance, sont fort petits, prennent peu d'accroissement jusqu'au moment où s'annonce la puberté; mais alors ils se développent promptement, acquièrent, dans un espace de temps très-court, tout le volume qu'ils doivent avoir , se couvrent de vésicules, deviennent ovoïdes, bosselés à leur surface; et quoique leurs vaisseaux soient plus prononcés, leur tissu est cependant moins mollasse : en un mot, tout annonce qu'ils sont parvenus à leur degré de maturité, et qu'ils jouissent du nouveau mode de vitalité particulier au système utérin, tant que la femme est propre à perpétuer son espèce.

Ces organes grossissent aussi aux approches des règles, et partagent toujours l'espèce de phlogose qui survient à l'utérus (1); mais leur gonflement est bien plus marqué pendant la gestation, et la grosseur à laquelle ils parviennent

---

(1) De même que Mauriceau, Littr e, et d'autres auteurs, nous avons trouvé, sur une jeune femme morte subitement pendant la menstruation, plus de volume à la matrice qu'elle n'en a dans d'autres temps. Tout le tissu de ce viscère était évidemment plus mou, parsemé de beaucoup de vaisseaux très-engorgés; et pour peu qu'on pressât les parois utérines, la membrane muqueuse, qui

dans cette circonstance est telle, que nous les avons rencontrés d'un volume double et même quelquefois triple de celui sous lequel ils se présentent dans l'état de vacuité de l'organe utérin. Leur tissu, de même que celui des ligamens par lesquels ils adhèrent à la matrice, est moins serré, et prend un aspect spongieux qu'il doit à l'augmentation du calibre des vaisseaux qui le parcourent, et au sang que ceux-ci y portent en plus grande abondance. On trouve leurs vésicules plus grosses, plus distinctes, et quoiqu'elles soient comme enchâssées dans cette substance vasculaire, on parvient néanmoins à les en détacher plus facilement ; enfin l'organisation des ovaires et les propriétés vitales dont ils jouissent, sont en quelque sorte plus caractérisées, et cet état est plus propre qu'aucun autre de la vie pour en connaître la structure.

---

les revêt à l'intérieur se trouvait remplie de sang Les ovaires, plus volumineux, garnis d'un grand nombre de vésicules et de vaisseaux sanguins, offraient toutes les apparences d'un commencement de phlogose ; et les pavillons de la trompe, dont les éminences gonflées semblaient être dans un état d'érection, étaient assez rapprochés d'eux. Rien cependant n'annonçait chez cette femme, douée d'un tempérament érotique, qu'un coït fécondant eût précédé la mort.

Les ligamens ronds, pendant la grossesse, participent aussi à ce développement général du système utérin (1); leurs vaisseaux acquièrent assez de grosseur pour que leur nombre en paraisse augmenté ; et cette nouvelle organisation a fait penser à plusieurs physiologistes qu'ils pouvaient servir à transmettre dans les vaisseaux fémoraux une partie du sang dont l'utérus est alors surchargé. Mais si on peut douter qu'ils aient une pareille destination , rien ne s'oppose du moins à ce qu'on admette leur gonflement au nombre des causes qui favorisent l'étranglement de l'ovaire; car, en prenant plus de volume, ils occupent nécessairement un plus grand espace dans l'anneau, et ceci ne saurait avoir lieu sans que la compression de cet organe n'en fût augmentée.

---

(1) Morgagni eut occasion de voir les ligamens ronds de la grosseur du petit doigt. M. Portal assure que ces ligamens augmentent en grosseur à chaque époque du flux menstruel, et que , pendant la grossesse , leurs vaisseaux prennent souvent un grand développement. Nous avons vu plusieurs fois , dans ce dernier cas , ces mêmes ligamens former , depuis l'anneau inguinal jusqu'à la grande lèvre du même côté , un bourrelet de la grosseur du doigt , qui gênait singulièrement les mouvemens des membres abdominaux.

L'ovaire formant une tumeur herniaire est exposé à être contus ou froissé dans les mouvemens des membres abdominaux, ou par toute autre cause, et ces contusions, en y déterminant de l'irritation et du gonflement, donnent également lieu à son étranglement ; mais dans ces cas, de même que quand il est la suite de son développement, il n'arrive jamais brusquement ; il est au contraire lent, ne survient que peu à peu et à mesure que l'ovaire s'engorge davantage. Cette espèce d'étranglement qui, ce nous semble, a des rapports avec celui qui arrive par engouement dans les entérocèles volumineuses et anciennes, est celle que les praticiens ont eu occasion d'observer le plus souvent, et peut-être cet accident n'a-t-il jamais été la suite du resserrement de l'anneau, à moins toutefois que cela n'ait existé chez l'enfant dont il est question dans la onzième observation ; car la jeune personne qui fait le sujet de la dixième ne l'éprouva qu'au moment de la puberté ; et celle dont parle Pott, plus avancée en âge, n'eut les symptômes d'une pareille complication qu'après s'être livrée à des travaux pénibles, qui donnèrent lieu à la compression de la tumeur herniaire, tandis que nous n'avons été à même d'observer de pareils phénomènes qu'après la gestation, qui donne toujours plus de volume à l'organe déplacé : encore a-t-il pu être contus dans le moment de l'accouchement.

Quoi qu'il en soit des causes de l'étranglement de l'ovaire, les signes qui l'annoncent ne diffèrent de ceux qui caractérisent sa sortie, qu'en ce que la douleur et le tiraillement qui en sont les principaux phénomènes se trouvent augmentés. Néanmoins, lorsque l'inflammation est très-intense et se borne à la tumeur, on remarque que celle-ci peut devenir le siége d'un foyer purulent ; mais quand elle se propage dans l'abdomen, tous les symptômes généraux de la péritonite se manifestent bientôt, ainsi que nous avons eu occasion de l'observer ; car, excepté la toux convulsive qui nous a toujours paru sympathique, et tenir bien plus à l'état nerveux de la femme qui en était tourmentée, qu'à la compression de l'organe déplacé, ou trouve dans notre exemple de hernie de l'ovaire tous les signes de l'inflammation du péritoine, surtout ceux qui ont été observés quatre heures avant qu'on opérât. Cette remarque nous porte également à croire que les accidens qui survinrent après la ligature de cet organe, et qui obligèrent, dit Lassus, d'en faire l'extirpation, étaient aussi ceux d'une pareille affection. *Voyez* la 10e observation.

§ IV. *Moyens curatifs de la Hernie de l'Ovaire.*

Cette hernie, de même que l'entéro et l'épiplocèle, doit être réduite sur-le-champ et maintenue au moyen d'un bandage ; car, pour peu qu'on tarde à en faire la réduction, lorsqu'elle est encore possible, l'ovaire, bientôt comprimé, se tuméfie, cause de la douleur, s'enflamme, et contracte des adhérences qui l'empêchent d'être reporté dans l'abdomen : il peut même devenir squirrheux.

Lorsque les accidens de l'étranglement surviennent dans une pareille hernie, on les combat par la situation, les saignées locales et générales, les fomentations et les cataplasmes émolliens, les bains tièdes, les boissons délayantes et les lavemens ; ces moyens sont-ils insuffisans, il faut en venir à l'opération, qui se pratique comme dans le cas d'épiplocèle, du moins pour ce qui est relatif à l'incision de la peau et à l'ouverture du sac herniaire.

L'ovaire mis à découvert, on doit en faire la réduction après avoir débridé l'anneau, pourvu toutefois qu'on le trouve sain, et que dans le cas d'adhérences, elles soient de nature à être détruites ; mais lorsqu'on ne peut séparer cet organe des parties avec lesquelles il est uni, nous croyons qu'après avoir opéré le débridement et pansé mollement la plaie jusqu'à l'entière disparition des symptômes inflammatoires, il vaut encore mieux, comme le fit le professeur Lassus, exercer une légère pression au moyen de l'appareil et en tenter ainsi la réduction, que de l'exciser; d'ailleurs on parvient toujours, par ce procédé, à le reporter, sinon dans l'abdomen, au moins dans l'anneau. Nous ne pensons cependant pas que cet organe puisse être alors d'une grande utilité à la femme pour la reproduction; mais en contribuant à ce qu'elle conserve ses formes, il s'oppose à l'issue des intestins ou de l'épiploon, dont la hernie est beaucoup plus dangereuse; et de ces deux avantages, n'y aurait-il que le premier, il ne serait pas encore à négliger, surtout si on opère sur une jeune personne.

Les adhérences de l'ovaire accompagnent fréquemment sa hernie; car le célèbre chirurgien dont nous venons de parler eut occasion de les observer sur un enfant de cinq ans. Pott ne fut sûrement conduit à faire l'excision de cet organe que parce qu'il ne put le réduire. Cinq mois après sa sortie, nous trouvâmes qu'elles étaient assez fortes pour ne pouvoir être détruites; et Camper rencontra en 1765, sur le cadavre d'une femme âgée, l'ovaire droit placé dans le col du sac herniaire, où il adhérait de manière à empêcher l'issue des intestins au-dessous de cet organe; une portion vide de ce sac, et longue de deux pouces, se portait dans la grande lèvre du même côté, ce qui annonce que d'autres parties l'occupaient avant que l'ovaire n'en fermât l'ouverture (1).

Mais si, d'après cette observation et ce que nous avons dit ci-dessus, nous sommes d'avis qu'on doive toujours réduire l'ovaire dans les circonstances précédentes, il n'en est pas de même lorsqu'il est squirrheux et rempli d'hydatides; car alors, quoiqu'il soit libre, comme, loin d'être utile, il ne peut que nuire beaucoup, puisqu'il est attaqué d'une maladie dont les suites sont quelquefois telles, qu'on a été jusqu'à pratiquer la gastrotomie afin d'en faire l'extirpation (2), il nous paraît bien plus rationnel de l'exciser de suite; et dans ce cas on doit préférer l'instrument tranchant à la liga-

---

(1) Richter, Traité des Hernies, trad. par Rougemont, tome ii, page 452.

(2) Voyez l'observation sur un dépôt de la trompe, et sur l'extirpation de l'ovaire, par M. Laumonnier. Histoire de la Société royale de Médecine, pour les années 1782 et 1783, page 296.

ture, parce que celle-ci détermine des accidens tout aussi fâcheux que ceux de la compression (1).

La division résultante de l'opération doit toujours être regardée et pansée comme une plaie simple, soit que l'on ait réduit ou excisé l'ovaire; mais lorsque des adhérences ont empêché d'en faire la réduction sur-le-champ, il faut en maintenir les bords légèrement écartés, afin de pouvoir diriger convenablement la compression que l'appareil doit exercer sur cet organe; moyen dont l'effet paraît d'autant plus certain qu'il nous a réussi pour en faire disparaître la portion que nous n'avions pu exciser.

____

(1) Voyez l'observation dixième.

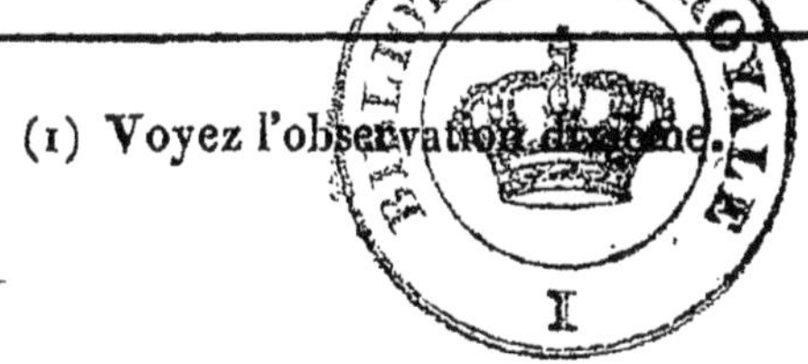

FIN.

www.ingramcontent.com/pod-product-compliance
Ingram Content Group UK Ltd.
Pitfield, Milton Keynes, MK11 3LW, UK
UKHW021157220726
13924UKWH00003B/1182